PRÉCIS
SUR LES CAUSES
DU
BÉGAIEMENT,
ET
SUR LES MOYENS DE LE GUÉRIR;

PAR

F. MALEBOUCHE.

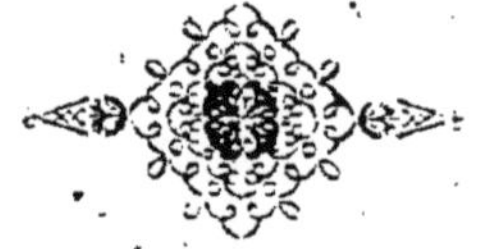

PARIS,
FORTIN, MASSON ET Cie,
PLACE DE L'ÉCOLE-DE-MÉDECINE, 1.

1841.

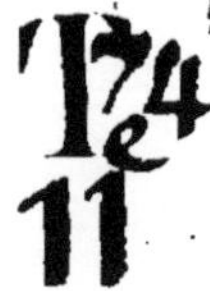

DU BÉGAIEMENT.

IMPRIMÉ PAR BÉTHUNE ET PLON, A PARIS.

PRÉCIS
SUR LES CAUSES
DU
BÉGAIEMENT,
ET
SUR LES MOYENS DE LE GUÉRIR;

PAR

F. MALEBOUCHE.

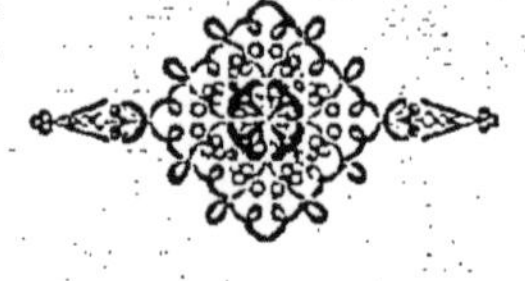

PARIS,
FORTIN, MASSON ET Cie,
PLACE DE L'ÉCOLE-DE-MÉDECINE, 1.

—

1841.

PRÉCIS

SUR

LES CAUSES DU BÉGAIEMENT,

ET

SUR LES MOYENS DE LE GUÉRIR (1).

Une idée est ce qu'il y a au monde de plus rare. Aussi, dès qu'une idée est enfantée, on est certain qu'elle va être commentée, retournée, reproduite sous mille formes. Ce travail des hommes qui s'attachent à une invention n'est utile qu'autant qu'ils savent tenir compte des faits qui ont servi de base

(1) J'ai commencé à m'occuper du traitement des bègues en 1827. A cette époque l'Académie des sciences me confia plusieurs sujets, et le rapport fait par M. Magendie le 10 mars 1828 constate leur guérison. L'Académie approuva la méthode curative. Depuis, plus de 400 personnes ont été guéries. J'ai présenté des bègues parfaitement guéris depuis douze ans, à M. le président de la commission que l'Académie a nommée pour examiner le nouveau mémoire que j'ai lu dans la séance du 1er mars dernier. Mon établissement est actuellement rue de Lille, 13.

à l'observation première et de ceux par lesquels ils se croient autorisés à la modifier. Malheureusement cette règle de vulgaire logique est peu pratiquée, et l'on voit le plus souvent la confusion, la contradiction ou la plus banale reproduction faire suite à l'éclair de vérité qui semblait avoir indiqué une route nouvelle. Tel a été le sort de l'idée qui servait de base à la méthode pour la guérison du bégaiement, que je soumis en 1827 à l'appréciation de l'Académie des sciences.

Cette idée était fort simple, mais elle pouvait devenir féconde ; madame Leigh, qui l'avait trouvée après beaucoup de tentatives pour guérir le bégaiement, et après beaucoup d'observations insuffisantes, crut devoir la tenir secrète. Dès qu'elle me fut communiquée, je jugeai que le secret, toujours fâcheux d'après les habitudes scientifiques qui règnent en Europe, était plus nuisible qu'utile au succès ; c'était réduire la découverte aux proportions d'une recette empirique, et déclarer par avance que tout progrès, tout développement étaient impossibles. Mais la personne de qui je la tenais s'était engagée, sous des conditions très-onéreuses, à ne pas la divulguer. Mon premier soin, avant de la rendre publique, dut être de faire cesser le traité par lequel ces conditions avaient été imposées. L'éloignement de madame Leigh, qui habitait New-Yorck, et surtout de graves dissentiments qui s'étaient élevés entre elle et le docteur Yates, son associé, qui prétendait aussi à l'honneur de la découverte, retardèrent pendant quelque temps la solution de la difficulté. Enfin, grâce à l'intervention de M. Cox-Barnet, consul des États-Unis à Paris, et, au moyen d'une somme, j'obtins l'annulation du traité. On me pardonnera ces détails, quand on saura que beaucoup de personnes ont cru et croient peut-être encore que le secret était mon propre fait. Le premier fait que je revendique est la publication de la découverte. Elle fut publiée dans le Dictionnaire de médecine et de chirurgie par M. Magendie, qui voulut bien en parler dans son excellent article *bégaiement*, d'après un mémoire que j'eus l'honneur de lui communiquer. Je publiai moi-même un autre article sur le même sujet dans le Dictionnaire de la conversation et de la lecture.

Le résultat de ces publications fut que Paris et la province se trouvèrent posséder une foule de gens qui se dirent professeurs de langue, médecins des bègues, propriétaires d'un secret infaillible pour guérir le bégaiement, etc., etc. Bien plus, des personnes qui avaient essayé de guérir par des méthodes tout-à-fait défectueuses les abandonnèrent, et, sans en rien dire, firent leur profit de cette révélation inespérée. Aucun de ces praticiens improvisés ne fit faire un pas à la théorie ; et, quant à la méthode en elle-même, les divers genres d'exercices qui la composaient ne reçurent que des modifications insignifiantes. Les uns crurent bien faire en renouvelant le système des petits cailloux que Démosthènes mettait dans sa bouche; les autres recommandèrent de respirer fréquemment, de parler lentement, etc., etc. Si nous en croyons l'histoire, le bégaiement de Démosthènes était peu marqué, et cependant il lui fallut deux ans de retraite et d'exercices opiniâtres pour en triompher. Cela me paraît évident; Démosthènes ne connaissait pas les mouvements vocaux qui lui étaient particulièrement difficiles; il ne portait pas l'effort de son travail sur ces mouvements, il exerçait sa langue au hasard; l'obstacle qu'il lui imposait n'apprenait rien sur la direction qu'il convenait de lui imprimer : c'était un traitement purement empirique. Son succès dépendait uniquement de l'organisation particulière de celui qui le mettait en pratique. Ainsi, l'exemple tant cité de Démosthènes n'est pas concluant. Quant à ceux qui ont cru faire merveille en ajoutant à la méthode la prescription de respirer fréquemment, de parler lentement, il suffit de leur dire qu'ils ont pris un des effets du bégaiement pour sa cause. Les bègues parlent trop vite, respirent à intervalles irréguliers, parce que leur langue fonctionne mal; leur enseigner à respirer ou à parler lentement, c'est leur apprendre à dissimuler pour un temps fort court leur infirmité; la cause n'est pas détruite, n'est pas même attaquée; aucune amélioration ainsi obtenue n'est durable. Il y a d'ailleurs fort peu de cas où il y ait amélioration, même passagère. Enfin, d'autres praticiens ont imaginé que le véritable complément de la méthode que nous leur avions fait connaître consistait dans la décomposition minutieuse des mouvements par lesquels les organes vocaux produisent chaque articulation; ils ont donné des tableaux plus ou moins étendus de ce qu'ils appellent la théorie de l'articulation. Or, il n'y a théorie que là où il y a principe général. Enseigner minutieusement comment se produit chaque articulation a pour effet de surcharger l'attention d'une foule de prescriptions inexécutables; c'est là une description plus ou moins exacte et non une méthode. Nous disons plus ou moins exacte, et nous devrions dire plus ou moins inexacte, parce que les auteurs de ces tableaux admettent les divisions connues des articulations ou des consonnes qui les représentent, en labiales, linguales, dentales et gutturales, et nous allons montrer que ces divisions sont radicalement fausses. Aussi nous ne craignons pas d'avancer que cet étalage d'observations, pour ainsi dire microscopiques, n'est d'aucune utilité dans la pratique, et qu'il ne sert qu'à masquer l'emploi habituel de la règle unique, qui consiste à faire manœuvrer la langue dans le haut du palais.

Or, cette règle découle naturellement de l'observation qui sert de fondement à la méthode que nous avons rendue publique. Elle est la seule qu'aient su comprendre ceux qui ont voulu s'approprier cette méthode; et voilà pourquoi nous avons dit en commençant que le sort d'une idée nouvelle était le plus souvent d'avoir pour suite la confusion, la contradiction ou la plus banale reproduction.

Il y avait un développement à donner à l'idée de madame Leigh. Avant d'exposer à cet égard notre pensée, ce qui est l'objet principal de cet écrit, nous avions à cœur d'expliquer nettement notre position et celle des autres praticiens. Maintenant que cette position est connue, le public, après nous avoir lu, pourra décider quel est celui qui a le mieux tenu compte des faits qui servent de base à l'observation première, et des faits qui n'y sont pas compris et qui sont de nature à la modifier.

L'observation première était celle-ci : les personnes qui parlent facilement ont la langue constamment appliquée à la voûte palatine; les bègues, au contraire, ont la langue constamment placée dans la partie inférieure de la bouche. Les bègues ont deux mouvements à faire pour articuler : l'un pour élever la langue afin de fermer l'issue par laquelle sort le son élémentaire, et l'autre pour opérer la modification de ce même son. En cela, ils ressemblent à un flûtiste qui jouerait de son instrument sans prendre la précaution de fermer les trous avec ses doigts. Il arriverait à chaque instant que le mouvement modificateur ne correspondrait pas avec l'émission du son élémentaire. De là avait été déduit un système d'exercices pour enseigner aux bègues à faire toujours manœuvrer leur langue dans le haut du palais.

L'auteur de cette observation avait cru s'apercevoir que tous les cas de bégaiement offraient le même phénomène; la cause immédiate de cette infirmité paraissait donc trouvée. Nous devons ajouter que personne jusqu'à présent n'a combattu la réalité de cette découverte; elle est entrée sans conteste dans le domaine de la science, qui, il faut le dire, était fort peu riche à l'endroit du bégaiement. Cependant, bien des questions restaient à résoudre, et c'était à la pratique à éclairer à son tour la théorie.

D'abord, le fait de la position inférieure de la langue ne s'observe pas seulement chez les bègues. On le voit chez le plus grand nombre des vieillards, et cependant il est reconnu que le bégaiement diminue ou même disparaît entièrement dans l'âge avancé. Une infinité de personnes présentent ce même fait et ne sont pas bègues. L'indication de la cause n'a donc pas ce caractère spécial qui la rendrait certaine. Il y a donc lieu de s'enquérir pourquoi, dans beaucoup de cas, la position inférieure de la langue produit le bégaiement, et pourquoi elle ne le produit pas dans d'autres. La précision de la théorie doit toujours tourner au profit de la pratique.

En second lieu, en supposant que la position inférieure de la langue s'observe dans tous les cas de bégaiement, ce qui n'est pas rigoureusement exact, cette position ne serait-elle pas une circonstance qui accompagne la cause immédiate, et non cette cause elle-même? Si elle était la cause immédiate, la simple élévation de la langue suffirait pour toutes les articulations; il n'en est pas ainsi : l'élévation de la langue ne facilite qu'un petit nombre d'articulations que nous ferons connaître; le plus grand nombre est déterminé par le mouvement continu qui est imprimé à cet organe. Une fois la langue en action par l'impulsion de la volonté, et tant que dure cette impulsion, les mouvements les plus divers s'exécutent presque toujours. Dès que l'attention cesse, le bégaiement reparaît. Ce n'est donc pas la position élevée de la langue, c'est le mouvement volontaire qui facilite le plus grand nombre des articulations. Or, le mouvement volontaire et la position élevée sont deux choses fort différentes : si le plus grand nombre des articulations n'est déterminé que par le mouvement continu et volontaire, il faut chercher ailleurs que dans la position inférieure la cause immédiate la plus ordinaire et la plus grave du bégaiement. Voilà l'observation qui nous a conduit à un système qui modifie profondément la théorie première, et qui nous l'a fait considérer comme un premier pas qui en appelait beaucoup d'autres pour atteindre le but proposé.

En troisième lieu, s'il existe des mouvements de diverse nature par lesquels les articulations soient déterminées, c'est l'analyse exacte de ces mouvements qui doit révéler la cause immédiate qui s'oppose à leur facile exécution. La réalité de cette cause sera d'autant mieux prouvée, qu'elle expliquera plus complétement la circonstance de la position de la langue. Dans cette hypothèse, l'observation première n'a d'importance que comme ayant porté l'attention sur le seul point qui pût éclairer l'étiologie du bégaiement, savoir les mouvements modificateurs de la voix. Mais il est également incontestable qu'il reste à définir ces mouvements.

Voilà avec quelle prudente attention il nous semble qu'on doit procéder quand on veut modifier une idée nouvelle, ou lui trouver des applications utiles. Il faut le dire bien haut, parce que, en ce temps, il y a une tendance énorme à ne tenir aucun compte des expériences faites, des précédents avérés, et une disposition non moins marquée à mépriser la théorie, à ne faire cas que de la pratique. De là naît un double mal : d'un côté, on arrive après beaucoup d'efforts à des résultats inférieurs à ceux qui sont déjà obtenus par d'autres, on induit le public en erreur, on discrédite la science; d'un autre côté, on oublie que tout progrès dans la théorie doit profondément modifier la pratique, on néglige l'étude sérieuse des causes, et, lorsque cette étude a déjà changé la théorie, on se jette dans des applications d'avance frappées de stérilité. Ces réflexions nous sont inspirées par les tentatives qui se poursuivent en ce moment pour guérir le bégaiement par une section dans la langue nue, ou par la section des muscles génioglosses. M. Dieffenbach, de Berlin, attribue le bégaiement à l'impossibilité où sont les bègues d'appliquer la langue au palais. Un autre médecin, connu par des travaux estimables, déclare avoir constaté que les bègues ont la langue plus petite que les autres personnes, ce qui fait qu'en la tirant hors de la bouche ils ne peuvent arriver jusqu'au nez. Cette cause rentre complétement dans la difficulté de porter la langue au palais. Chacun de ces médecins a joint une explication médicale à celle qui précède. M. Dieffenbach attribue à un spasme l'impossibilité où est la langue d'atteindre au palais; son confrère pense que la langue des bègues est comme attachée dans la partie inférieure de la bouche, à cause du peu de distance qu'il y a entre sa base et l'arcade dentaire. Le premier a imaginé de pratiquer une section dans la langue nue, pour faire cesser le spasme, ou pour en détruire l'effet; le second a été amené à la section des génioglosses, afin de détacher la langue.

Nous ferons d'abord remarquer que les opérateurs, comme les praticiens dont nous avons parlé en commençant, ont pris pour point de départ l'idée de madame Leigh, que nous avons fait connaître. Ils n'ont rien ajouté à cette idée; ils l'ont admise sans examen; elle les a logiquement conduits à des explications médicales dont la valeur dépend, avant toutes choses, de la sienne propre. Or, la difficulté de porter la langue au palais n'existe pas, les bègues l'y portent quand ils le veulent; la véritable observation consiste dans la position inférieure de cet organe, et cette position est une circonstance secondaire dans la formation des sons articulés, et par suite le spasme allégué par M. Dieffenbach s'explique tout autrement. Le spasme ou mouvement convulsif vient de la difficulté qu'éprouve la langue à opérer un mouvement qui n'est pas celui de bas en haut. Elle s'agite, en effet, convulsivement, et reste dans la cavité inférieure de la bouche, précisément parce que le mouvement qu'elle a à faire n'étant pas de bas en haut, elle commence par quitter sa position élevée, et fait des efforts dans le bas. Voilà pourquoi il est si facile d'observer sur un bègue, au moment où il bégaie, cette circonstance de la position inférieure de la langue. Le mouvement véritablement difficile est celui d'avant en arrière : il faut que la langue se contracte, qu'elle se retire, pour ainsi dire, en elle-même, que sa pointe, en s'élargissant, se rapproche de sa base, ou qu'elle rentre, plus ou moins, selon les articulations, dans cette même base. La qualité distinctive de la langue, c'est une grande puissance de contractilité; c'est cette qualité, et non une autre, qui la rend propre à former les articulations. Aucun organe ne possède au même degré cette faculté, qu'on le remarque bien, soumise dans tous les moments à l'empire de la volonté, et au moyen de laquelle on la voit s'allonger ou se raccourcir avec une merveilleuse rapidité. Le jeu des muscles ne suffit pas pour l'expliquer; il est évident que le tissu de cet organe diffère de celui de tous les autres. La langue des bègues manque de puissance contractile, le tissu est trop mou ou trop tendu; dans les deux cas, l'élasticité est trop limitée, les mouvements délicats ne se font pas, parce qu'ils échappent à la grossièreté de l'organe; les mouvements marqués ne se font pas non plus, parce qu'ils exigent un emploi de force contractile qui n'existe pas.

Tout spasme est le simple résultat de l'effort impuissant que fait faire le bègue à sa langue pour produire une articulation. M. Dieffenbach a pris l'effet pour la cause ; il y a été conduit parce qu'il a admis sans critique l'idée émise par madame Leigh. Cette idée ne vaut que comme indiquant une circonstance grave du phénomène du bégaiement. Elle est une indication précieuse pour commencer à observer le mécanisme des sons articulés, et rien de plus. Vouloir, comme les médecins dont nous nous occupons, lui donner pour commentaire une raison médicale, c'est exposer cette raison à succomber devant une détermination plus exacte de l'idée elle-même ; c'est exposer la médecine à fléchir devant la logique. Il fallait avant tout voir où se trouvait le point indicateur d'une vue médicale ; il fallait ne pas s'en rapporter exclusivement à une observation encore mal comprise ; il fallait soumettre à un examen approfondi le mécanisme des sons articulés. Une fois la manière dont les choses se passent dans la formation de ces sons bien déterminée, la théorie médicale naissait naturellement ; mais on ne peut l'appuyer que sur des faits de pure observation, elle ne se soutient pas seule, et voilà pourquoi M. Dieffenbach et son confrère, et tous ceux qui marchent sur leurs traces, font fausse route. Leurs opérations ne peuvent évidemment rien contre le vice inhérent au tissu même de la langue. Une gymnastique bien dirigée est le remède que la raison indique.

Le bégaiement est une matière où les faits sont difficiles à constater. Un bègue opéré, n'importe comment, doit ordinairement bégayer moins, tant que la plaie n'est pas guérie, tant qu'il existe quelques restes de l'opération. Il semble que cela doit gêner dans l'émission de la parole; mais cette gêne n'a rien de commun avec le bégaiement; le bègue est forcé de parler avec précaution, et cette précaution lui sert de règle; or, tant qu'un bègue suit une règle, quelle qu'elle soit, il bégaie moins, et souvent pas du tout; mille circonstances peuvent représenter la règle, l'haleine, la lenteur de la prononciation, le rhythme de la phrase, le ton déclamatoire, un mouvement singulier de la face ou des yeux seulement, même d'une autre partie du corps, une pensée qui revient, mais rien de tout cela ne constitue une guérison; toutes ces règles artificielles n'attaquent pas le mal dans sa cause, et à la première occasion, ou dès que la plaie commence à se guérir, le bégaiement reparaît. Voilà ce qui a été déjà observé sur un grand nombre de bègues opérés à Paris, et cependant il s'en faut que les bègues opérés éprouvent tous, même passagèrement, une légère amélioration. Il en est un grand nombre dont l'infirmité a augmenté par le fait de l'opération.

Comment en serait-il autrement ? Les opérateurs de Paris n'ont pas mieux étudié le mécanisme des sons articulés que ceux de Berlin. S'ils s'étaient donné la peine d'y regarder, ils auraient sans doute constaté quels sont les mouvements élémentaires, quels sont ceux qui sont particulièrement difficiles dans chaque genre de bégaiement; en un mot, ils auraient su où était le mal qu'il s'agissait de guérir. Il est certain qu'ils n'en savent rien, qu'ils procèdent par voie de tâtonnements. Ils ont admis de confiance et sans examen un fait d'observation dont ils ne connaissent pas la nature. Voilà pourquoi nous nous élevons contre cette manie de faire de la pratique sans avoir sérieusement étudié la théorie ; on néglige une des deux sources éternelles de la vérité, et parce qu'on incise et qu'on coupe, on croit que les résultats ne sauraient manquer d'être admirables. On rejette loin, bien loin, le raisonnement qui prétend vous ramener au point de départ. On veut prouver que la langue des bègues est plus petite que celle des autres : on n'a qu'à y regarder, et on trouvera que les deux tiers au moins l'ont plus grosse et plus lourde. Ce n'est pas sans raison que le peuple dit d'un bègue qu'il a la langue épaisse. On n'a, disons-nous, qu'à y regarder, et on trouvera qu'un nombre vraiment infini de personnes qui articulent avec la plus grande netteté ont la langue extrêmement petite. Cette circonstance est indifférente, la grosseur de la langue, qui la rend ordinairement molle et peu alerte dans ses mouvements, est, au contraire, la cause habituelle du bégaiement. Les bègues qui ont la langue petite, et c'est le moindre nombre, ne doivent leur infirmité qu'à la raideur ou tension des tissus dont elle se compose. Les médecins qui pensent que la langue des bègues est trop petite et qu'elle est comme attachée dans le bas du palais ne se préoccupent aucunement du défaut de contractilité. Ce défaut suffit cependant et bien évidemment pour expliquer le bégaiement. Quoi de plus rationnel que de chercher, dans l'absence ou dans le peu d'énergie de la disposition organique par laquelle la langue est propre à l'articulation, la cause des vices qui se montrent dans cette même articulation? En vérité, on est honteux d'en venir à un raisonnement aussi vulgaire. Les plus habiles dissections ne prouveront jamais rien contre la nécessité de tenir compte du rôle que joue la contractilité de la langue dans la formation de la parole. Les muscles sont sans doute les agents du mouvement, mais la langue peut être plus ou moins rebelle à leur action. Voilà pourquoi le bégaiement existe.

Qu'on examine les articulations qui sont le plus

ordinairement difficiles pour les bègues : celles qu'on cite à chaque instant comme leur écueil sont, sans contredit, ca, co, que. Eh bien! ces articulations sont celles qui exigent le mouvement le plus marqué de contraction de la part de la langue. Chacun peut en faire l'expérience sur lui-même. Bien mieux, ces syllabes se prononcent sans qu'il soit utile de tenir la langue haute. Qu'on nous dise une bonne fois si la langue, quelque petite qu'on la suppose, ne peut pas se retirer sur elle-même? Qu'on nous dise également si ces langues épaisses qu'on voit molles et inertes dans le fond du palais, au premier effort d'un bègue pour parler, ne sont pas moins propres à cette contraction rapide qui produit l'articulation?

En résumé, les opérations soit dans la langue nue, soit sous la langue, ont été inspirées par une fausse interprétation du phénomène que présente sa position chez les bègues; ces opérations ne peuvent conduire à aucun résultat durable. La cause unique de quelques améliorations qu'on remarque immédiatement après l'opération vient de la lenteur et de la précaution avec lesquelles la plaie ou le nœud qui lui succède force de parler. L'effet paraît surtout merveilleux chez ces bègues qui se livrent en parlant à des contorsions si fâcheuses, et dont les traits se contractent par la difficulté de s'exprimer; la plaie, en les astreignant à mettre une certaine mesure dans l'émission de la parole, produit absolument le même résultat que nous obtenons infailliblement au bout d'une heure d'un exercice vocal qui a pour objet de leur enseigner à diriger constamment la langue vers le haut, et à lui imprimer un mouvement régulier par un acte sans cesse renouvelé de volonté. Ces signes extérieurs semblent détruits, mais ni avec la plaie, ni avec la règle que nous indiquons, on n'obtient une guérison. Nous avons vu vingt bègues opérés à Paris, et tous, sans exception, bégaient. On ne nous a pas encore cité une seule guérison complète. On a remarqué, au contraire, qu'à mesure qu'on s'éloignait de l'époque où l'opération avait été faite, le bégaiement reparaissait avec plus d'intensité. Il y a des bègues qui sont opérés depuis deux mois, et l'on n'a pas encore pu nous en montrer un seul qui fût dans l'état où il doit rester. Le nœud n'a encore disparu chez aucun. Il paraît que les suites si gênantes de cette opération si sanglante durent fort au-delà du terme de nos plus longs traitements. Nous ne nous étendrons pas sur les dangers. Nous engageons seulement les parties intéressées à vérifier si deux bègues opérés hors de France sont morts des suites de l'opération.

Au surplus, nous éprouverions un vif regret si l'on se méprenait sur le sens de nos critiques;

une erreur n'est pas un crime. Nous rendons justice à la bonne foi des médecins dont nous n'approuvons pas la direction dans un cas tout spécial. Nous reconnaissons avec plaisir leurs lumières et leur habileté ; nous sommes seulement obligé de faire observer que le bégaiement est pour eux une matière neuve, et qui est très-difficile à bien étudier. Il faut un rare concours de circonstances pour pouvoir examiner avec suite un nombre suffisant de sujets, et de plus il faut posséder une idée théorique pour procéder à cet examen. Nous leur reprochons de méconnaître la haute utilité de la connaissance approfondie du jeu de l'organisme dans la formation de la parole ; ils s'arrêtent à un seul fait : la difficulté de porter la langue au palais, et la véritable signification de ce fait leur échappe. Ils en sont réduits à des tâtonnements faute d'une théorie complète, et ces tâtonnements sont toujours pénibles pour eux et fort douloureux pour leurs patients. Nous désirons bien vivement que dans quelques cas très-graves où nous éprouvons des difficultés que l'insuffisance du travail de la part des sujets qui nous sont confiés ne nous permet pas toujours de surmonter, les résultats des expériences auxquelles se livrent les médecins opérateurs puissent un jour nous venir en aide. Sur ce point, nous sommes fort disposé à leur communiquer les observations indicatives que notre longue pratique nous a mis à même de faire.

Il nous reste maintenant à exposer le système auquel cette même pratique nous a conduit.

Lorsque nous commençâmes à nous occuper du traitement des bègues, nous ne connaissions que la méthode qui nous avait été transmise. Les résultats obtenus n'étaient pas toujours durables, et cela tenait surtout à l'idée que le bégaiement pouvait être guéri instantanément et presque sans travail. Beaucoup de sujets refusaient de travailler et se disaient certains de leur guérison.

Averti par quelques insuccès, mais persuadé que la voie ouverte devait devenir féconde, nous cherchâmes à nous rendre un compte exact de la manière dont fonctionne l'organe modificateur des sons vocaux. Nous voulûmes déterminer l'importance qu'il fallait attacher à la position de la langue chez les bègues. Nous vîmes clairement qu'ils n'éprouvaient aucune difficulté à la porter au palais; elle ne se tenait dans la cavité inférieure qu'au moment où le bégaiement se montrait. Une fois dans cette position, les efforts pour articuler restaient souvent impuissants, et cependant il n'était nullement nécessaire de la quitter pour produire l'articulation qui formait l'achoppement. Ce point bien constaté nous démontra que le plus grand nombre de mouvements difficiles n'étaient pas ceux de bas en haut, mais d'avant en arrière. Nous

nous expliquâmes ainsi pourquoi la langue quittait la position supérieure, ce qui lui est toujours facile, et s'efforçait d'opérer dans le bas son mouvement de contraction. Mais quelque nombreuses que soient les articulations qui exigent le mouvement d'avant en arrière, il y en a qui exigent que la pointe de la langue frappe le palais. Le bégaiement, dans ce cas, devait nécessairement se montrer sous une forme différente ; bien plus, puisque les bègues n'éprouvent pas de difficulté à porter la langue au palais par l'effet de la volonté, il fallait que ce genre de bégaiement offrît un simple défaut de coïncidence entre le mouvement de la langue toujours possible et la sortie du son élémentaire qu'il était destiné à modifier.

Or, voilà ce qui est parfaitement expliqué par la différence qui existe entre le bégaiement qui se rapporte à la difficulté de prononcer les lettres d'*arrière* et celui qui se rapporte à la difficulté de prononcer les lettres de *haut*. Le premier est caractérisé par la chute de la langue dans la cavité inférieure, par la contraction du larynx qui est d'autant plus forte que l'articulation difficile exige un mouvement d'arrière plus prononcé, et par suite enfin, par l'*impossibilité momentanée d'émettre aucune espèce de son*. Le second, au contraire, est caractérisé par des mouvements précipités de la langue qui va de bas en haut et de haut en bas, et par la *répétition convulsive de la syllabe imparfaitement prononcée ou de celle qui la précède.* L'un et l'autre ont pour cause le défaut de contractilité; mais dans les mouvements d'arrière la contraction s'opère en ligne horizontale et sur toute la longueur de la langue, tandis que dans les mouvements de haut elle s'opère en ligne verticale, c'est à-dire par la partie antérieure seulement, qui s'appuie dans son mouvement d'élévation sur la partie postérieure et revient sur elle-même.

Une fois cette distinction bien vérifiée, la théorie des sons vocaux fut facilement déterminée; nous vîmes que le bégaiement tenait à l'imperfection de mouvements fort délicats de la part de la langue, et dans la formation desquels le jeu des muscles génioglosses n'entrait ordinairement pour rien. Si le bégaiement avait sa cause dans ces muscles, on ne concevrait pas les intermittences qu'on remarque dans cette infirmité et les différences de ses genres. On comprend ces intermittences et ces différences par l'extrême délicatesse, ou, si l'on veut, par la ténuité de la cause organique. La moindre modification dans la manière de parlerpeut empêcher de bégayer; tout ce qui soutient ou régularise, même à l'insu du bègue, le mouvement lingual peut produire le même résultat. On s'explique aussi parfaitement pourquoi les bègues ne bégaient pas en chantant; la mesure leur sert de guide, et ils impriment un mouvement régulièrement renouvelé à leur langue; au contraire, toute perturbation morale ou intellectuelle aggrave le mal à cause de l'intime relation de la volonté et de l'organe vocal. On s'explique le nombre et la gravité des cas de bégaiement, par la manière dont nous apprenons à parler; on prononce un mot devant l'enfant, et il le répète en vertu du rapport inexpliqué de l'organe auditif et de l'organe vocal. On ne lui apprend pas quels mouvements il doit faire pour le prononcer. Il résulte nécessairement de là que la moindre imperfection organique produit le bégaiement. Il est clair que si ces mouvements eussent été analysés, qu'on eût reconnu quels sont ceux qui sont vraiment élémentaires, il serait facile de rectifier les vices de l'articulation, dès que l'enfant possède la moindre connaissance, ou dès que le bégaiement commence à se montrer, ce qui arrive ordinairement vers la cinquième année.

Ces explications si simples et que nul autre système ne peut fournir se complètent par la détermination du véritable rôle que joue la langue dans l'articulation. Sa position inférieure chez les vieillards n'est pas cause du bégaiement, parce que sa contractilité diminuée reste en rapport suffisant avec la lenteur augmentée de la parole. Son mouvement est initial relativement à tous les autres organes qui concourent à l'articulation; par ce mot initial, il faut entendre qu'aucun autre organe, les lèvres, les dents, les mâchoires, le gosier, ne peuvent servir à la modification du son vocal, si l'impulsion première donnée à la langue n'est pas suivie de l'effet ou du mouvement indispensable. Cette observation met au néant toutes les méthodes de traitement qui ne sont pas fondées sur la détermination des mouvements élémentaires de cet organe dans la formation de la parole. Ces méthodes se trouvent toujours à côté de la difficulté, parce qu'elles méconnaissent la cause immédiate à laquelle il s'agit d'appliquer le remède. Mais quand on sait que la langue se meut sur les deux lignes horizontale et verticale, et qu'elle opère seulement quatre mouvements, de bas en haut, de haut en bas, d'arrière en avant, et d'avant en arrière, il est aisé de comprendre la cause immédiate du bégaiement, d'après le mécanisme des sons articulés. Cette conception est d'autant plus facile, que les divers genres de bégaiement correspondent exactement à l'imperfection des mouvements élémentaires. Ainsi, en écartant le mouvement de haut en bas, qui ne saurait être cause, parce que la langue se laisse aller d'elle-même dans la cavité inférieure, il y a quatre genres bien distincts de bégaiement.

Le premier tient à l'imperfection des mouvements d'arrière en avant, ou plus simplement d'*avant.*

Les lettres qui exigent ce mouvement sont toutes les sifflantes, S. Ç. X. Z. Si ce mouvement est trop prononcé, il y a zezayement. Ce défaut si ordinaire tient uniquement à ce que la langue est trop portée en avant pendant qu'on parle. Si au contraire elle ne l'est pas assez, il y a impossibilité de prononcer les sifflantes. Bien plus, il arrive que les personnes qui zezayent dans le plus grand nombre des cas sont souvent arrêtées dans les sifflantes, de même que celles qui sont, dans le plus grand nombre des cas, arrêtées dans les sifflantes, ne parviennent à les prononcer qu'en zezayant. Cela prouve que ces deux faits se rapportent à une cause unique, à l'imperfection du mouvement d'avant, dont il faut enseigner la pratique par des exercices spéciaux.

Le second genre de bégaiement, et il faut le dire, le plus fréquent et le plus grave, est celui qui tient à l'imperfection des mouvements d'avant en arrière, ou plus simplement d'*arrière*. Les lettres qui exigent ce mouvement sont : B. C. D. F. G. H. J. K. P. Q. R. T. V. Celles de ces lettres qui avaient été appelées labiales, telles que B. P. F. V., exigent, il est vrai, un mouvement d'arrière moins prononcé. Ce mouvement n'en est pas moins réel, et ce n'en est pas moins lui qui détermine celui des lèvres. Quand il ne se fait pas, les lèvres semblent paralysées; mais c'est bien à tort que quelques praticiens s'imaginent qu'elles le sont; elles n'agissent pas, parce que le mouvement principal n'a pas lieu. On peut tout au plus dans le traitement faire exécuter aux lèvres le mouvement qui leur est propre, en veillant à ce que la langue exécute le sien; la concordance des deux mouvements produit l'articulation. Ce serait vainement que les lèvres agiraient, si la langue restait inerte. Voilà pourquoi c'est au mouvement lingual qui est le seul difficile et le seul initial qu'il faut surtout faire attention. Lorsqu'on connaît la concordance, les lèvres servent à faire comprendre et à soutenir le mouvement de la langue. On avait eu donc bien tort d'appeler ces lettres labiales. Il en est de même des gutturales; elles exigent toutes un mouvement d'arrière, et on ne les avait ainsi désignées que parce que ce mouvement est tellement prononcé, que le son est comme refoulé dans le gosier. Cette raison avait fait croire que dans ce cas la modification de la voix s'opérait exclusivement par le gosier. Voilà aussi pourquoi le son étant refoulé et le larynx contracté, il est très-souvent impossible aux personnes affectées du genre de bégaiement qui se caractérise par l'imperfection des lettres d'arrière, d'émettre aucune espèce de son pendant un temps plus ou moins long. Quant aux dentales D et T, elles ne diffèrent des autres lettres d'arrière, qu'en ce que le mouvement qui les produit est tellement brusque, que la langue, pour se rejeter plus vivement en arrière, s'appuie sur les dents. Mais on peut facilement vérifier sur soi-même que cet appui n'est pas indispensable, tandis que le mouvement d'arrière est l'essence même de la modification du son vocal qui produit ces lettres. Ainsi, en faisant la part des différences du concours toujours secondaire que la formation des lettres d'arrière exige des organes autres que la langue, on arrive à cette conclusion, que le mouvement de celle-ci est le seul vraiment important, et qui décide du plus ou du moins de facilité de la parole. On reste convaincu de la fausseté radicale de la classification admise par l'usage, relativement aux articulations. On voit qu'il n'y a pas de labiales, puisque les lèvres ne suffisent pas à les former et ne jouent pas le principal rôle dans cette formation. On reconnaît qu'il n'y a pas de dentales, puisque l'appui que les dents prêtent à la langue n'est pas même nécessaire. Il reste enfin constaté que rien n'est moins fondé que la dénomination de gutturales, car aucune lettre ne doit proprement être prononcée du gosier, et le son guttural doit résulter uniquement du refoulement du son élémentaire, opéré par la contraction de la langue. On appréciera l'importance de cette observation, si l'on considère qu'à mesure que les peuples se sont civilisés, les sons gutturaux se sont adoucis, et les mouvements extraordinaires des lèvres et des mâchoires ont diminué. Cela signifie que la langue a progressivement joué un rôle plus important dans la modification du son vocal, et que c'est par elle que l'émission de la parole acquiert la simplicité, la grâce et la facilité qui sont le but de tous les efforts. Il est certain qu'on n'a jamais pu faire servir la classification reçue des articulations à corriger les vices de la parole. L'objet d'une bonne classification est cependant de rendre compte des causes, afin que les moyens qui en sont déduits soient appropriés aux effets qu'il importe d'obtenir.

Le troisième genre de bégaiement est celui qui se rapporte à l'imperfection des mouvements de bas en haut, ou plus simplement de *haut*. Les lettres qui exigent un mouvement de ce genre sont L. M. N. R. R est à la fois, et plus que tout autre, lettre de haut et lettre d'arrière. Voilà pourquoi nous la plaçons dans les deux catégories ; ce sont ces deux caractères à peu près également marqués qui la rendent si difficile aux enfants ; c'est ordinairement la dernière qu'ils parviennent à prononcer. Lorsqu'on éprouve de la difficulté pour le mouvement de bas en haut, les sons ne sont pas arrêtés dans le gosier ; le larynx ne se contracte pas : il y a seulement défaut de coïncidence entre l'émission du son élémentaire et le mouvement modificateur. De là vient la répétition précipitée d'une syllabe. Mais il faut bien remarquer que beaucoup de lettres d'arrière exigent une légère élévation de la langue, que pour cette raison le son n'est qu'à moitié étouffé, et qu'il y a aussi répétition d'une syllabe, mais alors c'est d'une syllabe imparfaitement prononcée; tandis que la répétition qui naît de l'imperfection du mouvement de haut est due à la difficulté de régulariser le mouvement d'ailleurs possible de la langue, et que souvent la syllabe répétée est parfaitement prononcée. L'irrégularité du mouvement ne nuit qu'à la syllabe suivante. Cette remarque nous conduit à la quatrième espèce de bégaiement.

Notre classification fait connaître les mouvements qui sont vraiment élémentaires. Elle sert à déterminer les caractères du bégaiement en général et aussi de ses variétés; elle montre sur quel point doit porter le traitement; elle ne laisse, selon nous, aucun doute sur la cause organique la plus générale, qui est le défaut de contractilité, ni sur la cause qui la révèle ou cause immédiate, savoir l'imperfection de l'un des mouvements élémentaires. On ne peut pas demander plus à une classification. Mais il est incontestable que les genres de bégaiement que nous venons d'indiquer se trouvent souvent réunis. La difficulté d'un mouvement élémentaire n'exclut pas la difficulté d'un autre. Beaucoup de lettres exigent un mouvement d'arrière et en même temps un léger mouvement de haut, comme F. V. B. D. T. Le mouvement d'arrière est principal; si celui-là s'opère, l'autre ne fait pas défaut. On sait toujours comment il faut diriger le traitement; mais il n'en est pas moins nécessaire de faire un quatrième genre du bégaiement qui réunit les caractères des autres : celui qui réunit les trois genres est le plus grave, et il est heureusement assez rare. On trouve très-fréquemment réunis les deux derniers genres, et alors il faut surtout s'appliquer à développer la contractilité générale de la langue par des exercices qui aient pour objet la facile exécution du mouvement d'arrière. Celui de haut est infiniment plus aisé, et il suffit souvent d'une accentuation plus marquée pour que la pratique en devienne parfaite.

Les trois mouvements dont l'imperfection est cause de bégaiement suffisent pour expliquer tous les cas, même les plus légers défauts de langue. Ainsi le bredouillement, le simple ânonnement, sont des diminutifs des genres plus graves. Les bredouilleurs lancent, pour ainsi dire, leur langue avec une rapidité singulière, parce que l'impulsion première qu'ils lui donnent leur fait surmonter les plus grandes difficultés de l'articulation. Mais il arrive que dans cette action précipitée de l'organe, une foule de mouvements ne sont qu'à moitié exécutés, quoique non entièrement omis, et que par conséquent un grand nombre de syllabes ne sont qu'imparfaitement prononcées. Voilà pourquoi il faut beaucoup d'attention pour comprendre les bredouilleurs. Ce défaut est d'ailleurs plus facile à guérir que le bégaiement. Il en est de même de l'empâtement de la langue, du grasseyement et du zezayement. Dans tous ces cas, la guérison dépend de la rectification d'un seul mouvement de la langue, et il n'est pas nécessaire, comme dans les bégaiements graves, de procéder à une nouvelle et complète éducation de l'organe vocal.

Cette éducation est toujours fondée sur le principe que nous venons d'expliquer. Tout l'effort du travail doit porter sur celui des mouvements élémentaires qui est particulièrement difficile. Mais, pour en faire la base d'une nouvelle éducation vocale, il est nécessaire de soumettre le bègue à une série d'exercices qui aient pour effet de modifier la disposition vicieuse de l'organe et de l'habituer définitivement à toutes les nuances de l'articulation normale.

En effet, deux causes principales, d'après la théorie que nous venons d'exposer, expliquent les guérisons : l'une est la modification qui survient dans la contractilité de la langue par le travail et les exercices mécaniques auxquels on la soumet; l'autre est cette puissance d'habitude dont tous nos organes sont éminemment doués et en vertu de laquelle ils répètent machinalement la même série de mouvements qui leur ont été laborieusement imprimés. C'est ainsi que les choses se passent dans cette première éducation que reçoit l'organe vocal pendant l'enfance; c'est la force contractile qu'il reçoit des efforts de l'enfant et de l'habitude d'exécuter les mêmes mouvements, qui produit cette facilité que le plus grand nombre des individus possède dans la formation de la parole. Chacune des deux causes doit agir dans tous les cas où il y a difficulté d'articuler, mais d'une manière inégale. Lorsque la difficulté est légère, c'est la seconde, c'est-à-dire la mémoire locale de l'organe qui doit devenir le moyen principal de guérison. La modification physique est et doit être très-faible, car le vice est peu marqué. Lorsque, au contraire, le bégaiement est très-prononcé, il est nécessaire que l'organe soit soumis à une gymnastique soutenue; il est indispensable de développer la faculté de se contracter qu'il possède toujours, quoiqu'à un degré insuffisant.

D'après ces observations, le principe général de tout traitement consiste à faire exécuter avec *conscience* le mouvement qui est particulièrement difficile. Nous disons avec conscience, parce que les mouvements volontaires sont souvent exécutés sans qu'on s'en rende compte. Il faut démontrer au bègue que l'imperfection de ce mouvement est la cause radicale de son infirmité. Il faut lui en expliquer le mécanisme. Cette explication doit lui être faite au moyen d'exercices spéciaux qui lui démontrent que toute articulation est facilement obtenue, lorsque le mouvement indiqué s'opère et que tous les autres mouvements sont subordonnés à celui-là. Ainsi le mouvement de haut n'offre aucune difficulté quand le bégaiement a pour cause le mouvement d'arrière et que l'on parvient à exécuter celui-ci sans peine, et réciproquement les articulations qui exigent un mouvement d'arrière se font aisément, lorsque c'est le mouvement de haut qui est la cause du bégaiement et qu'on parvient à l'opérer avec régularité. Mais il est bien rare qu'une personne affectée d'un vice de prononciation n'éprouve une sorte de difficulté qui s'étend par moments à presque toutes les articulations, et cependant cette difficulté secondaire que le praticien habile doit savoir distinguer du vice principal, n'offre aucune résistance à un traitement bien dirigé. En toutes choses, le point important consiste à connaître d'abord ce qui est cause et ce qui est effet, ce qui détermine et ce qui est subordonné; il semble qu'une fois les mouvements élémentaires de la langue théoriquement indiqués, il n'y a rien de plus vulgaire que de les constater et de procéder à la guérison d'un bègue. Il est certain cependant que c'est une œuvre délicate et qui exige une longue expérience. Il en résulte que la plupart de ceux qui s'occupent de guérir ne déterminent que d'une manière grossière les caractères du bégaiement, ne suivent qu'une méthode pour tous les genres et n'obtiennent que des résultats imparfaits et passagers.

La véritable méthode consiste à bien comprendre les principes que nous venons d'exposer et à avoir assez d'intelligence pour en déduire des règles qui varient selon les cas. Il n'y a pas de médication, il n'y a pas d'art où il faille plus fréquemment inventer que dans la cure du bégaiement. Ce vice est un protée aux mille formes, il faut le saisir par le point où toutes ces formes se ressemblent, et le traitement n'est efficace qu'autant que la règle opposée à ce point vicieux est de nature à le dominer complétement. C'est en cela que nous recommandons notre classification des mouvements élémentaires et des genres de bégaiement, mais c'est un thème, un sujet d'étude et rien de plus. Avec nos indications, tout le monde peut se livrer à la guérison de cette infirmité, mais sauf et réservés les droits de l'esprit et les inconvénients de l'ignorance...

Rien n'est plus propre à prouver ces assertions

que l'observation de la manière dont chaque mouvement élémentaire se retrouve dans les diverses articulations, et la manière dont les organes, tels que les lèvres, les dents, les mâchoires, le gosier, l'appareil respiratoire, se mêlent ou concourent à l'acte de la parole.

Chaque lettre a une nuance qui lui est propre; mais le principe de la modification du son qui la forme est le mouvement que nous avons indiqué pour elle. Chacun des trois mouvements, lorsqu'il est fait pour une lettre, conduit sans effort à la nuance nécessaire. Les règles de l'articulation sont les mêmes pour tout le monde, et chacun peut vérifier par lui-même l'exactitude de notre énoncé. Il faut seulement remarquer que si l'on veut prononcer une lettre quelconque on le pourra en apparence en exécutant un mouvement différent de celui qui la constitue; par exemple, retenir la langue en bas pour prononcer une *L*, ou la retirer en prononçant un *S*, ou l'avancer en prononçant un *K*. Mais alors on doit observer qu'au moment où la lettre est réellement prononcée, le mouvement indiqué comme nécessaire s'opère d'une manière quelconque. Ainsi, si pour *L* on retient la langue en bas, on verra le milieu s'élever et fermer assez l'issue de l'air pour que le son soit convenablement modifié. Pour *S*, on verra la langue s'avancer, quoiqu'on fasse effort pour la rétracter; pour *K*, on la verra se retirer vers la racine, lors même que le bout, se rapetissant, resterait sur les dents. Ces réflexions prouvent que l'expérience est plus délicate qu'on ne penserait d'abord, et qu'elle exige une grande attention pour être faite convenablement. La langue déploie une étonnante souplesse, une extraordinaire faculté contractile dans l'acte de la parole; mais elle y emploie fort peu de sensibilité. La nature la reporte presque entière au sens du goût, dont la langue est aussi un des organes spéciaux. Elle est si peu sensible dans la parole, qu'on a douté même si c'était avec elle que nous parlions, et c'est l'ignorance où cette cause avait maintenu les hommes sur ses divers mouvements, qui a empêché jusqu'à présent de signaler les véritables causes du bégaiement. Car, s'il faut avoir fait une analyse très-fine des mouvements de la langue pour les enseigner, il faut, de la part du bègue, une observation sur lui-même de ces mêmes mouvements, qui n'est pas facile. Les personnes qui articulent bien n'avaient pas intérêt à les remarquer, et voilà pourquoi on avait admis cette classification en labiales, linguales, dentales et gutturales, qui repose sur les données les plus superficielles, et qui n'a jamais pu servir à corriger le moindre défaut de langue.

Ainsi, le traitement du bégaiement est un des

plus délicats auxquels on puisse se livrer. Il n'y en a pas où les recettes les plus absurdes puissent obtenir autant de succès apparents. Mais il y a bien loin de ces panacées à l'observation exacte de tous les phénomènes qui se rattachent à la formation de la parole. Il est assez singulier que diverses personnes, tant dans notre époque que dans le passé, aient cru trouver un remède au bégaiement dans une prescription ou une opération qui se rattache à l'un des organes secondaires de l'articulation, et que pas une n'ait imaginé de découvrir un moyen spécialement applicable à la direction de la langue qui conduit et domine tout l'appareil vocal. On a dit qu'il fallait faire des mouvements marqués des lèvres, que c'était leur immobilité qui empêchait de bien parler; on a dit qu'il fallait ouvrir la bouche, desserrer les dents; on a dit qu'il fallait respirer à intervalles égaux; on a dit que les bègues respiraient par le nez et qu'ils devaient apprendre à respirer par la bouche. Que n'a-t-on pas dit sur la respiration? On a dit que les mâchoires étaient trop lourdes; on a dit que les muscles moteurs étaient trop faibles, qu'ils étaient trop courts, qu'ils faisaient dévier la langue, et on voit encore aujourd'hui un médecin estimable qui fait tirer la langue hors de la bouche aux bègues, et qui trouve toujours qu'elle est de travers. Nous lui conseillons de la faire tirer à des gens qui parlent bien, et il se convaincra qu'elle ne sort presque jamais en ligne droite, surtout sans attention. Nous ne pousserons pas plus loin cette énumération. Nous ferons seulement remarquer que, si l'opinion la plus générale, celle qui est la moins opposée à la nôtre, mais qui n'est pas la nôtre, l'opinion qui veut que le bégaiement ait pour cause la faiblesse des muscles moteurs, a quelque fondement, il est fort dangereux de les couper. On court le risque, et cela est arrivé déjà dans les tentatives qui se poursuivent en ce moment, d'aggraver le bégaiement de la manière la plus fâcheuse. Nous pensons que la détermination du véritable rôle de la langue dans l'articulation éclairera enfin les médecins observateurs sur le rôle subordonné que jouent les autres parties de l'appareil vocal dans la modification du son élémentaire. Nous savons bien que démêler le jeu de tant d'éléments si divers n'est pas facile, et voilà pourquoi tout le monde n'est pas propre à traiter le bégaiement. Notre but est uniquement de poser les principes. Ainsi, les lèvres sont soumises à l'action de la langue : beaucoup de personnes croient que dans le *P*, par exemple, elle seule agit; il n'en est rien : il est vrai que leur action, quoique subordonnée, concourt efficacement à la modification du son. Mais qu'on essaie de fixer la langue dans la cavité inférieure, qu'on veille à ce qu'elle n'opère aucun mouvement, qu'on fasse agir les lèvres pour prononcer *P*, et l'on reconnaîtra que c'est impossible. Il y a toujours pour cette lettre, comme pour le *B*, un léger mouvement de rétraction dans la langue; l'effet s'en fait sentir jusque dans le gosier, et voilà pourquoi les lèvres restent immobiles ou chez quelques individus s'agitent convulsivement lorsque le mouvement de rétraction ne se fait pas.

La respiration chez les bègues n'est, pas plus que les lèvres, la cause qui les arrête; elle est seulement une circonstance qui, intervenant au moment critique, aggrave la difficulté. Nous n'éprouvons aucune peine à débarrasser les bègues de cette désagréable complication, ils ne sont pas encore guéris que déjà la respiration ne les gêne plus; dès que le mouvement lingual est sous la direction de la volonté, et sans s'occuper de la respiration, elle suit son cours de la manière la plus régulière. Cela prouve bien que c'est au seul mouvement de la langue qu'il faut adresser le moyen curatif; le reste s'ensuit.

Enfin, les mouvements anormaux dont le gosier est consécutivement affecté dans le bégaiement sont devenus la cause des plus graves erreurs et surtout de la part d'un grand nombre d'opérateurs. On en voit qui cherchent à y remédier par l'excision des amygdales et de la luette. Nous ne pouvons nous empêcher de déplorer cette manie sanglante et inutile qui ménage si peu la sensibilité des patients, il nous semble qu'on ne devrait commencer à martyriser qu'après avoir étudié sérieusement la cause et le siége d'une infirmité. Il est impossible, malgré la réserve que nous nous sommes imposée, de ne pas accuser ces opérateurs d'apporter dans leur œuvre des vues très-superficielles. On aperçoit des mouvements convulsifs dans le gosier, vite une opération ; et si l'organe qui doit modifier le son fourni par le gosier n'agit pas, cet air refoulé qui devait former un son, devenu impossible, se trouve forcément retenu par la contraction du gosier. Ne suffit-il pas pour produire sa sortie régulière et mettre fin à toute contraction anormale, à tout spasme, de faire exécuter le mouvement modificateur? Qu'on examine bien l'intime relation des diverses parties de l'appareil vocal, et l'on verra que la langue qui les domine et les conduit ne peut éprouver le plus léger embarras sans que l'effet se fasse sentir sur l'appareil tout entier. Le gosier n'est nullement défectueux chez les bègues, c'est la langue.

D'après ce qui précède, il n'y a de méthode agissant à coup sûr que celle qui a pour objet de rectifier un mouvement vicieux de la langue. Ce mouvement n'était pas connu, le rôle de la langue n'était pas défini. On ne pouvait concentrer l'attention d'un bègue sur ce qui constituait la véritable difficulté de l'articulation. Il était nécessaire de réduire cette difficulté à sa plus simple expression. Sans cela les régles s'entrecroisent et s'annulent l'une l'autre. Nous croyons qu'il y a découverte dans l'indication des mouvements élémentaires de l'organe vocal et des genres de bégaiement qui s'y rapportent.

Un système rationnel de traitement découle de ces prémisses. Il s'agit de procéder à une nouvelle éducation de l'organe vocal, d'après les règles qu'ont suivies, pour apprendre à parler, et que suivent à leur insu les personnes qui articulent avec facilité.

Il faut remplacer le long apprentissage que l'enfant fait de la parole par une énergique et complète concentration de la volonté. Le bègue doit pendant son traitement s'isoler pour se livrer au travail. Il doit garder le silence hors le temps de ses exercices, afin d'oublier ses vicieuses habitudes et en contracter de nouvelles. Dans ce but, nous recevons les bègues de tout âge et de tout sexe dans notre établissement, rue de Lille, 13, jusqu'à la fin de leur traitement qui dure six semaines et quelquefois deux mois.

Il faut concentrer tout l'effort du travail sur un seul mouvement. C'est ainsi qu'on peut comprendre des guérisons radicales. Mais il ne suffit pas que le bègue se livre à une série d'exercices purement mécaniques, faciles pour toutes les intelligences, et qui ont pour but de développer la contractilité de la langue, en l'exerçant dans toutes les positions qu'elle peut prendre, et avec tous les mouvements des autres organes qui peuvent se joindre à son action, il faut une seconde série d'exercices destinés à montrer au bègue comment toutes les articulations se résolvent dans le mécanisme qu'on lui enseigne. Cette seconde série se compose d'exercices que nous appelons intellectuels, parce que ce qui la différencie de la première, c'est que l'intelligence déjà préparée par les exercices mécaniques y joue un rôle plus important, et prépare à son tour l'œuvre que l'habitude doit compléter. Dans ce but, nous employons une troisième série d'exercices que nous appelons consécutifs. Ici, les mouvements sont exécutés dans tous les degrés de complication et de rapidité. Il faut que le bègue parvienne à prononcer des suites de phrases les plus difficiles, eu égard à son genre de bégaiement, non-seulement sans hésitation, mais avec la plus grande volubilité, qu'à des moments indiqués il doit brusquement changer en une lente et forte accentuation. Enfin, une quatrième espèce d'exercices, que nous appelons conservatifs, a pour but unique la consolidation de l'habitude nouvelle de la parole. Tous les principes, tous les exercices se trouvent ici réduits ou résumés en une prescription, dont la nature dépend du caractère, des habitudes, des inflexions particulières de la voix du bègue guéri, et qui n'exige aucun effort de volonté. Ainsi, il y a des personnes à qui nous prescrivons, comme transition à l'oubli définitif de toutes les règles, d'écarter les coins de la bouche d'une manière imperceptible ; il y en a d'autres qui doivent conserver le plus long-temps possible une accentuation plus marquée ou donner à leur voix une note de plus. Mais, pour être pratiqué sans aucun inconvénient, il est nécessaire que ceci soit enseigné avec la précision que l'expérience seule peut donner.

Il est toujours prudent de faire traiter les enfants bègues dès l'âge de sept ans. La guérison complète se fait attendre un mois de plus ; mais elle est solide et permet à l'enfant de suivre ses études sans aucune difficulté.

FIN.

www.ingramcontent.com/pod-product-compliance
Ingram Content Group UK Ltd.
Pitfield, Milton Keynes, MK11 3LW, UK
UKHW012109240726
13965UKWH00004B/1650